Eugene Koprowski

Tongkat Ali e outras ervas que melhoram a saúde e o vigor

Eugene Koprowski

Tongkat Ali e outras ervas que melhoram a saúde e o vigor

SciencíaScripts

Imprint

Cover image: www.ingimage.com

This book is a translation from the original published under ISBN 978-620-2-30035-3.

Publisher:
Sciencia Scripts
is a trademark of
Dodo Books Indian Ocean Ltd. and OmniScriptum S.R.L publishing group

120 High Road, East Finchley, London, N2 9ED, United Kingdom
Str. Armeneasca 28/1, office 1, Chisinau MD-2012, Republic of Moldova, Europe
Managing Directors: Ieva Konstantinova, Victoria Ursu
info@omniscriptum.com

Printed at: see last page
ISBN: 978-620-8-55691-4

Tongkat Ali e

Outras ervas que aumentam a vitalidade

para homens e mulheres

Por Dr. Eugene J. Koprowski

Índice

Sobre o autor

O Dr. Eugene Koprowski é um autor médico. Completou a sua formação médica com bolsas de estudo no Instituto de Psiquiatria, King's College, Universidade de Londres, e na Faculdade de Medicina da Universidade de Stanford. Tem um diploma de bacharelato em medicina integrativa e um MD (Investigação). Os seus estudos de licenciatura foram concluídos na Northwestern University e obteve um mestrado na Universidade de Chicago. É também licenciado em Direito pela The Thomas Jefferson School of Law, San Diego, Califórnia. O Dr. Koprowski é um neurocientista comportamental cuja investigação médica original foi publicada no *Journal of Nutraceuticals and Food Science, EC Neurology, European Psychiatry, The Journal of Mental Health Nursing e Ata Clinica Croatica,* entre outros. Foi recentemente nomeado membro do conselho editorial do *Dementia & Alzheimer's Disease Journal*, sediado em Londres.

Koprowski foi colaborador do *FoxNews.com do Fox News Channel,* fazendo reportagens sobre notícias médicas de 2006 a 2014, e recebeu uma nomeação para um Emmy da National Academy of Television Arts and Sciences (NATAS) pelo seu trabalho em 2008. Anteriormente, fez reportagens sobre ciência e tecnologia para a *United Press International* (UPI), *a revista Forbes, o The Wall Street Journal* (edição online), *a CBS Newsradio/WBBM-AM e* a série semanal *da PBS TV, TechnoPolitics,* vista em 300 estações da PBS nos EUA e na Voice of America na Europa.

Recebeu um prémio de reportagem de investigação pela sua reportagem científica da Associated Press Editors em 1988. É autor de *Nanotechnology in Medicine: Emerging Applications* (McGraw-Hill, 2012); *The Encyclopedia of Health Services Research* (Sage Publishing, 2009); e *Done With Diabetes* (Constitutional Health Publishing, 2016). Foi oficial de relações públicas na Marinha dos EUA, onde recebeu a Medalha de Serviço de Defesa Nacional (NDSM) pelo serviço prestado na Guerra contra o Terror. Aí, fez relatórios sobre medicina da Marinha e projectos de saúde e bem-estar para publicações militares e para a Internet. Além disso, foi conselheiro para a política de cuidados de saúde no domínio do Medicare e do Medicaid do Governador da Virgínia, Robert F. McDonnell, de 2010 a 2014.

Resumo

Introdução

Existem muitas ervas - suplementos dietéticos naturais - que aumentam a vitalidade de homens e mulheres. Estão disponíveis geralmente sem receita médica, ou por correspondência, e a um custo inferior ao do Viagra ou de outros medicamentos afrodisíacos da moda comercializados pela "Big Pharma" durante a última década. Muitas destas ervas são conhecidas da medicina chinesa, da medicina ayurvédica indiana e da medicina naturopática europeia há milhares de anos e provaram ser potentes ao longo das gerações.

Revisão sistemática dos relatórios sobre a Eurycoma longifolia A erva melhora a saúde e o vigor de indivíduos do sexo masculino e feminino

Uma análise sistemática da literatura médica de 2016 e do início de 2017 demonstra que a erva tradicional Eurycoma longifolia, vulgarmente designada por Tongkat Ali, contribui para a saúde geral e melhora o vigor nos homens e nas mulheres.

Uma revisão sistemática dos estudos sobre o ginseng Revela as propriedades afrodisíacas da erva

Ginseng é o nome comum das espécies de plantas perenes de crescimento lento com raízes carnudas, pertencentes ao género *Panax* da família Araliaceae. O ginseng é utilizado há séculos na medicina tradicional chinesa para aumentar a vitalidade de homens e mulheres.

Uma revisão sistemática das terapias ayurvédicas Terapias Ayurvédicas para Vitalidade, Força

O equilíbrio humoral é enfatizado na Ayurveda, e os médicos tradicionais acreditam que a supressão dos impulsos naturais não é saudável e alegadamente conduz à doença. A medicina ayurvédica vê na natureza três substâncias elementares, os doshas - chamados Vata, Pitta e Kapha - e considera que o equilíbrio dos doshas resulta em saúde, enquanto o desequilíbrio resulta em doença.

Uma revisão sistemática dos adaptogénios que aumentam a vitalidade e a saúde

Os adaptogénios são ervas cuja administração resulta na estabilização de processos fisiológicos e na promoção da homeostase, por exemplo, na diminuição da sensibilidade celular ao stress. Os cientistas russos, com alguma ajuda de médicos chineses e coreanos, investigaram intensamente esta área da farmacologia.

Uma revisão sistemática de Afrodisíacos Naturopáticos para Mulheres

O termo "naturopatia" foi criado a partir da palavra latina "natura" e da palavra grega "pathos". O termo significa "cura natural". Os naturopatas vêem o antigo "Pai da Medicina" grego, Hipócrates, como o primeiro defensor da medicina naturopática.

Uma revisão sistemática da Europa de Leste Rhodiola Rosea, um estimulante natural à base de plantas para homens e mulheres

Investigadores da Europa de Leste têm estado a explorar a potência da Rhodiola Rosea, uma planta bem conhecida e utilizada nos sistemas de medicina tradicional, num contexto moderno. Os resultados obtidos até à data, com base na nossa revisão sistemática da literatura, são surpreendentes. A erva não só reduz a fadiga, como também aumenta a vitalidade. Também estimula todo o sistema nervoso, combate a depressão e complementa o desempenho no trabalho, em geral.

Detalhes de 10 ervas populares neste Revisão Aumentar a vitalidade

Não tem necessariamente de encontrar um fornecedor de medicina tradicional chinesa, naturopatia ou medicina ayurvédica para obter os suplementos discutidos ao longo deste livro. Muitos estão disponíveis como suplementos autónomos, disponíveis em revendedores de suplementos especializados, online, ou como ingredientes em suplementos poli-herbais, também à venda na Internet.

Uma revisão dos efeitos secundários comuns do Viagra e Medicamentos Relacionados

Medicamentos como o Viagra, frequentemente prescritos para a falta de vitalidade e para a disfunção sexual, revelaram-se muito eficazes. De acordo com estudos epidemiológicos, um em cada cinco homens sofre de disfunção erétil. Embora estes problemas de ereção tenham sido atribuídos, no passado, principalmente a causas psicogénicas, sabe-se hoje que têm uma origem essencialmente biológica, pelo menos na faixa etária dos 50 anos ou mais. É certo que o medicamento, e produtos similares, têm sido eficazes para muitos pacientes. Mas pode não ser para todos, e outros suplementos naturais podem servir outros pacientes de forma mais eficaz.

A biologia da excitação e da disfunção sexual

De acordo com uma revisão sistemática da literatura médica, há um grande número de factores psicológicos e biológicos que podem fomentar a disfunção sexual. Estes incluem a ansiedade de desempenho - medo de falhar ou preocupações com a incompetência - para reduzir o fluxo sanguíneo para o pénis, no caso dos homens, e para o clítoris e a vagina, no caso das mulheres. Mas a disfunção sexual não é algo que tenhamos inovado, ou criado, no século XXI. Tem sido uma constante ao longo da história da humanidade.

Introdução

Existem muitas ervas - suplementos dietéticos naturais - que aumentam a vitalidade de homens e mulheres. Estão geralmente disponíveis sem receita médica, ou por correspondência, e a um custo inferior ao do Viagra ou de outros medicamentos afrodisíacos da moda, como o Cialis, comercializados pela "Big Pharma" durante a última década.

Muitas destas ervas são conhecidas da medicina chinesa, da medicina ayurvédica indiana e da medicina naturopática europeia há milhares de anos e provaram ser potentes ao longo das gerações.

Estas ervas melhoram não só o seu desempenho sexual, mas também a sua resistência geral. Este livro é um guia de ervas de várias tradições médicas, e destina-se a ser uma referência académica para médicos e outros profissionais de saúde, bem como um guia de medicina caseira para os consumidores.

Este livro começou como um artigo científico para o *Journal of Nutraceuticals and Food Science,* chamado *Systematic Review of Eurycoma longifolia Reports Herb Improves Health, Vigor for Male and Female Subjects. (2017).* Os editores da *Scholars-Press* escreveram-me e sugeriram que o artigo poderia ser expandido para um livro completo. Pesquisei o assunto, analisando a literatura médica mais recente, publicada na Europa e nos EUA, e concordei.

A Eurycoma longifolia é conhecida na Malásia como *Tongkat Ali.* As palavras traduzem-se em "Ali's Cane", que se refere às suas propriedades afrodisíacas. *O Tongkat Ali* é cultivado em estado selvagem nas florestas tropicais do Sudeste Asiático. As raízes da árvore crescem até um metro diretamente para o solo. As raízes *do Tongkat Ali* demoram cinco anos a amadurecer e as árvores mais velhas têm raízes muito mais altas do que a maioria das pessoas.

Hoje em dia, os cientistas estão a desenvolver novos conhecimentos contemporâneos sobre a utilização clínica e laboratorial de ervas antigas e remédios à base de plantas, como o *Tongkat Ali,* tanto da cultura asiática como da europeia. Este livro é uma revisão sistemática e uma síntese das principais descobertas da ciência médica. Os suplementos de ervas que escolhi aqui para serem examinados irão reforçar a sua saúde e vigor gerais, melhorar o seu desempenho no trabalho e também o desempenho sexual, e são todos aprovados para dosagem e frequência pela ciência médica.

Muitos dos remédios são preparações poli-herbais e poliminerais - não são apenas uma erva ou um mineral, mas muitos, combinados para otimizar as suas propriedades curativas naturais e melhorar o seu metabolismo energético.

Os cientistas russos, o mais interessante, notaram que as condições da vida moderna aumentaram o stress que nós, como organismos biológicos, encontramos na vida diária. Estes cientistas rotularam os remédios à base de plantas de "adaptogénios", uma vez que ajudam o corpo a adaptar-se mais rapidamente a circunstâncias stressantes. A antiga cultura indiana tinha um conceito semelhante para o poder destes remédios à base de plantas, chamando-lhes, em hindi, ervas "vrishya", ou ervas virilizantes derivadas das partes de plantas aromáticas. Estas ervas ayurvédicas melhoram a longevidade e o rejuvenescimento. As ervas chinesas que melhoram a vitalidade - como o ginseng - fazem-no complementando o "qi", ou a energia natural do corpo, com o poder curativo das plantas.

De acordo com a Organização Mundial de Saúde (OMS), 80% da população de alguns países asiáticos e africanos utiliza atualmente a fitoterapia para grande parte dos seus cuidados médicos primários.

Os produtos farmacêuticos ocidentais são demasiado caros para a maioria da população mundial, metade da qual vive com menos de 2 dólares americanos por dia de rendimentos. Em contrapartida, os medicamentos à base de plantas podem ser cultivados a partir de sementes em casa ou encontrados na natureza.

Embora as ervas possam parecer novas para muitos, uma grande percentagem dos medicamentos prescritos pelos médicos tem um historial de utilização como remédios à base de plantas, incluindo a aspirina, o analgésico e anti-inflamatório, e o quinino, o tratamento anti-malária.

De acordo com a OMS das Nações Unidas, quase 25% dos medicamentos modernos utilizados nos EUA são derivados de plantas - cerca de 7.000 compostos médicos na farmacopeia moderna.

Os medicamentos à base de plantas podem ser administrados de várias formas, mas a mais comum é um líquido que é bebido pelo doente - um chá de ervas ou um extrato de planta. Os comprimidos ou cápsulas são outras formas comuns de medicamentos à base de plantas.

Tal como os produtos farmacêuticos ocidentais, os medicamentos à base de plantas também podem causar efeitos secundários adversos. Podem ser naturais - mas não deixam de ser medicamentos que afectam o sistema imunitário, o sistema endócrino, o sistema genito-urinário e o sistema nervoso.

Muitos médicos, formados em medicina ocidental, são cépticos em relação a estes medicamentos à base de plantas. "Qual é a explicação médica para o facto de estes tratamentos à base de plantas aumentarem a vitalidade?", perguntam eles, por rotina.

Uma explicação possível dada por médicos com formação em medicina ocidental e tradicional chinesa é que o equilíbrio yin-yang, de energia negativa e positiva, pelo menos no que diz respeito às ervas, está correlacionado com o equilíbrio pró-oxidante e anti-oxidante na bioquímica do corpo. Isto é chamado de Capacidade de Absorção Radical de Oxigénio pelos médicos modernos e cientistas médicos

Embora isso seja bastante interessante, lembre-se que os modelos médicos ocidentais antigos e modernos são dois quadros de referência distintos nos quais se estudam os mesmos fenómenos. Nenhum dos dois quadros de referência oferece uma visão completa da saúde e do bem-estar. Cada perspetiva é incompleta e está sempre a tentar obter uma visão melhor. Com isto em mente, desenvolvemos este livro como uma revisão sistemática dos relatórios médicos e científicos sobre a *Eurycoma longifolia* - popularmente chamada *Tongkat Ali* - e outras ervas revitalizantes. Nos capítulos que se seguem, apresentamos as últimas descobertas da investigação médica sobre estas drogas que podem aumentar a vitalidade tanto para homens como para mulheres.

Capítulo 1
Revisão sistemática da Eurycoma longifolia
Relata que a erva melhora a saúde e o vigor de indivíduos do sexo masculino e feminino

O objetivo do nosso estudo foi rever os conhecimentos actuais sobre as tendências na utilização clínica e laboratorial da *Eurycoma longifolia.*

Uma análise sistemática da literatura médica de 2016 e do início de 2017 demonstra que a erva tradicional *Eurycoma longifolia,* vulgarmente designada por *Tongkat Ali,* contribui para a saúde geral e melhora o vigor nos homens e nas mulheres. Tradicionalmente, a erva tem sido vista como um suplemento para homens, mas novas pesquisas indicam que ela melhora a contagem de células CD4+T em ambos os sexos se tomada diariamente. Além disso, os pacientes que tomaram o nutracêutico relataram uma idade imunológica quatro anos mais jovem do que outros que tomaram um placebo. As melhorias observadas no equilíbrio hormonal, na força, na qualidade de vida e na saúde sexual, anteriormente relatadas na literatura médica, foram também reafirmadas.

A Eurycoma longifolia é conhecida na Malásia como *Tongkat Ali.* As palavras traduzem-se em "Ali's Cane", que se refere às suas propriedades afrodisíacas. *O Tongkat Ali* é cultivado em estado selvagem nas florestas tropicais do Sudeste Asiático. As raízes da árvore crescem até um metro diretamente para o solo. As raízes *do Tongkat Ali* demoram cinco anos a amadurecer e as árvores mais velhas têm raízes muito mais altas do que a maioria das pessoas. Estudos mostram que a raiz desta planta contém muitos compostos, incluindo alcalóides de beta-carbolina e glicosídeos do tipo quassinóide, incluindo o eurycomaoside (Low et al., 2005; Bedir et al., 2003; Ang et al., 2002).

Introdução

O objetivo do nosso estudo foi rever os conhecimentos actuais sobre as tendências na utilização clínica e laboratorial da *Eurycoma longifolia.*

A Eurycoma longifolia é uma planta da família Simaroubaceae, originária da Tailândia, Vietname, Laos, Malásia e Indonésia.

O arbusto delgado pode atingir 10 metros de altura, e a raiz da planta tem sido utilizada na medicina étnica do Sudeste Asiático tradicionalmente. Recentemente, a planta passou a ser utilizada como suplemento nutricional e como aditivo alimentar e de bebidas.

Materiais e métodos

Concluímos uma revisão sistemática dos relatórios de investigação clínica sobre o suplemento ergogénico à base de plantas *Eurycoma longifolia*, vulgarmente *designado por Tongkat Ali*, que tem sido amplamente utilizado há gerações no Sudeste Asiático, incluindo na Malásia, Camboja e Vietname. O nutracêutico está agora a gerar um grande interesse clínico no Ocidente, particularmente nos EUA, como suplemento para aumentar o metabolismo energético.

As revisões sistemáticas minimizam o viés na investigação médica. Procurámos os estudos de investigação mais recentes, ou seja, apenas artigos dos últimos dois anos e disponíveis através da Medline, PubMed, ScienceDirect e NIH Gov. durante 2016 e 2017.

A pesquisa booleana incluiu os seguintes termos de pesquisa "Tongkat Ali," e "2016" e "2017." Foi encontrado um total de oito artigos relevantes com base nesses termos de pesquisa para esses anos. Três dos artigos não foram incluídos nesta revisão por se centrarem em mamíferos não humanos [1-5].

Resultados

A revisão sistemática encontrou um novo estudo clínico aleatório, duplamente cego, e uma série de revisões da literatura de relatórios de investigação etnofarmacêutica. Uma análise sistemática da literatura médica de 2016 e do início de 2017 demonstra que a erva tradicional *Eurycoma longifolia*, vulgarmente designada por *Tongkat Ali*, contribui para a saúde geral e melhora o vigor nos homens e nas mulheres. Tradicionalmente, a erva tem sido vista como um suplemento para homens, mas novas pesquisas indicam que ela melhora a contagem de células CD4+T que matam vírus e bactérias em ambos os sexos, se tomada diariamente. Além disso, os pacientes que tomaram o nutracêutico registaram uma idade imunológica quatro anos mais jovem do que os que tomaram um placebo.

As melhorias observadas no equilíbrio hormonal, na força, na qualidade de vida e na saúde sexual, anteriormente relatadas na literatura médica, foram também reafirmadas através do nosso estudo. Continuam a ser realizadas investigações sobre a planta em seres humanos e noutras espécies, incluindo ratos e ratazanas.

Quadro 1 Benefícios relatados da Eurycoma longifolia:

Melhora o sistema imunitário saúde	Aumenta a produção de células T CD4+
Anti-envelhecimento	Sistemas imunitários quatro anos mais jovens

Discussão e conclusão

Vários estudos indicaram que *a Eurycoma longifolia* contém os compostos eurycomanol, eurycomanone e eurycomalactone. A planta tem sido tradicionalmente posicionada como um tónico para a saúde e afrodisíaco. A investigação atual, no entanto, demonstra que é eficaz tanto para homens como para mulheres, melhora a saúde do sistema imunitário e o vigor geral.

Outros estudos mostraram uma redução da tensão, da raiva e da confusão entre os indivíduos. A dose ideal para a saúde do sistema imunitário é de até 200 mg por dia. Estamos a explorar o desenvolvimento de um suplemento que contém *Tongkat Ali*, bem como Niacina, B6, Magnésio, Ginseng, L-Citrulina e Prima-Vie, e estamos a planear um relatório técnico sobre estes desenvolvimentos para pacientes masculinos e femininos nesta primavera.

Agradecimentos

Agradecimentos especiais a Alex Mannine (EUA), Stan Bezusov (Ucrânia) e Nancy Bruening (EUA).

Referências:

1. Annie G, Suzuki N, Abas AB, Mohri K, Utsuyama M, et al. (2016) Imunomodulação em humanos de meia-idade através da ingestão de Physta® standardized root water extract of Eurycoma Iongifolia Jack-Um estudo paralelo, aleatório, duplamente cego, controlado por placebo. Phytother Res 30: 627-635.
2. Ismail Ezzat A, Ahmed I, El-Sakka S (2016) Tendências e perspectivas inovadoras para o tratamento da disfunção erétil: Uma revisão sistemática. Arab J Urol 14: 84-93.
3. Thasanee K, Jiraungkoorskul W (2016) Revisão do efeito ergogénico do jack longo, Eurycoma longifolia. Pharmacogn Rev10: 139-142.
4. Chin-Fen N, Long CM, Lim SM, Ramasamy K (2016) Uso de medicamentos e adesão entre idosos multiétnicos residentes na comunidade na Malásia. Geriatr Gerontol Int.
5. Nur-Syazana U, Mohd Rani DM, Aripin KNN, Abdul Rahman TS, et al. (2016) Uma revisão dos alimentos nutracêuticos proféticos: Issues and challenges. Advanced Science Letters 22: 2147-2151.
6. Koprowski EJ. Revisão sistemática de relatórios de Eurycoma longifolia A erva melhora a saúde e o vigor de indivíduos do sexo masculino e feminino. J Nutraceuticals Food Sci. 2017, 2:1

Palavras-chave

Eurycoma longifolia; Suplemento nutricional; Metabolismo energético

Capítulo 2
Uma revisão sistemática dos estudos sobre o ginseng Revela as propriedades afrodisíacas da erva

Ginseng é o nome comum das espécies de plantas perenes de crescimento lento com raízes carnudas, pertencentes ao género *Panax* da família *das* plantas *Araliaceae,* descobertas na antiguidade na Ásia. O ginseng é utilizado na medicina tradicional chinesa há milénios para aumentar a vitalidade dos homens e das mulheres, de acordo com a nossa revisão sistemática da literatura médica.

De acordo com um estudo recente, The aphrodisiac and adaptogenic properties of ginseng, realizado por investigadores italianos, a erva é considerada um tónico que reforça o desempenho físico (e também sexual), aumenta a vitalidade e promove a resistência ao envelhecimento e ao stress.

Pensa-se que estas propriedades se devem ao eixo hipotálamo-hipófise-adrenal do organismo. A toma de ginseng como suplemento alimentar aumenta os níveis plasmáticos de hormonas corticotrópicas e os níveis de corticosteróides. Utilizado com precaução, o ginseng é seguro, embora tenha havido relatos na literatura de inquietação em alguns doentes que utilizam o suplemento de ervas.

História Antiga

O ginseng foi encontrado pela primeira vez por médicos nas montanhas da Manchúria, na China, há mais de 3.000 anos. Demorando até seis anos a crescer corretamente, esta planta medicinal cresce de 20 a 25 cm de altura e deve ser cultivada em solo fresco e húmido.

Os antigos textos médicos chineses mostram que a erva era utilizada para fins terapêuticos há mais de 3000 anos. Era venerada pelas suas propriedades fortalecedoras e pelos seus poderes rejuvenescedores. O ginseng era, e continua a ser, um símbolo poderoso da harmonia divina na terra. O histórico *Cânone Chinês de Medicina* afirma enfaticamente:

"O Ginseng fortalece a alma, ilumina os olhos, abre o coração, expulsa o mal, beneficia a compreensão e, se tomado por períodos prolongados, revigora o corpo e prolonga a vida."

Entre os antigos médicos chineses, havia um consenso de que a força por detrás da raiz do ginseng provinha fortemente da sua aparente semelhança com o corpo humano. A palavra "ginseng" vem do termo chinês "rénshen", que se traduz como "raiz de homem". A raiz da planta tem, de facto, uma forma bifurcada, assemelhando-se, para alguns, às pernas de um ser humano. Na altura, os médicos pensavam que quanto maior fosse a semelhança de uma raiz com a forma humana, mais poderoso seria o medicamento que dela derivava.

O ginseng asiático é um dos três principais tipos de ginseng vendidos comercialmente atualmente. Os outros dois são o ginseng americano e o ginseng siberiano. O ginseng Panax é cultivado na China e na Coreia do Sul, e inclui o Panax Vermelho e o Panax Branco. O ginseng branco provém da raiz seca cultivada na Coreia do Sul. O ginseng vermelho, no entanto, é o tipo de ginseng mais popular na Ásia. O produto é fabricado desde a antiguidade, cozendo a raiz branca a vapor durante 10 horas e deixando-a secar, um processo que confere à erva a sua cor vermelha caraterística.

A reputação do ginseng junto dos antigos imperadores chineses, a começar por Shen Nung, era tal que a droga na sua forma bruta era vendida por um preço superior ao seu peso em ouro. Dada esta procura, foi criada uma indústria agrícola de nicho para a produção e exportação de ginseng, um modelo de negócio que remonta ao século III d.C.

O Imperador Shen Nung foi um dos primeiros a defender a utilização do ginseng como tratamento para a disfunção erétil. Também o recomendava como forma de estimular o apetite sexual, contando histórias sobre as sensações de calor e prazer sexual que sentia depois de mastigar a raiz.

O antigo senhor da guerra estava bastante consciente da potência da droga.

De acordo com um relatório publicado no *Journal of Clinical Endocrinology and Metabolism*, publicado pela Endocrine Society e pela Universidade de Oxford, os perfis endócrinos alteram-se com a idade, independentemente de estados de doença específicos. Isto inclui uma alteração em 17 hormonas principais, metabolitos e proteínas séricas, resultando numa redução da testosterona livre, dos principais androgénios e dos metabolitos dos androgénios. Este estudo fornece provas epidemiológicas de algumas tendências hormonais da idade", escrevem os autores no seu artigo "*Age, Disease, and Changing Sex Hormones in Middle-Aged Men: Results of the Massachusetts Male Aging Study.*

Terapia molecular

O ginseng tem um impacto molecular, e não apenas psicológico, no sistema endócrino, de acordo com a nossa revisão sistemática da literatura médica. Começando há milhares de anos com os médicos antigos que utilizavam o ginseng como afrodisíaco medicinal, tem havido muitos estudos de investigação actuais para determinar o papel do ginseng na função e no desejo sexual. Estes estudos procuraram identificar o efeito do medicamento sobre a função sexual, a libido e até a disfunção erétil.

"O ginseng foi estudado a nível molecular e descobriu-se que contém níveis significativos de fitoestrogénios, que são conhecidos por terem um papel na promoção do desejo sexual", escrevem os autores de um relatório no *Indian J. Urol. 2012 Jan-Mar; 28(1): 15-20,* intitulado *"A história do ginseng na gestão da disfunção erétil na China antiga (3500-2600 a.C.)"*. "Uma investigação específica revelou que, em animais de laboratório, tanto as formas asiáticas como americanas de ginseng aumentavam a libido e o desempenho copulatório, uma vez que o ginseng alterava o efeito dos fitoestrogénios (também conhecidos como componentes ginsenósidos) no sistema nervoso central, o que, por sua vez, estimula diretamente o tecido gonadal. Existem outras provas que sugerem que os fitoestrogénios facilitam a ereção do pénis induzindo a vasodilatação e o relaxamento do corpo cavernoso do pénis através da libertação de óxido nitroso (NO) do tecido".

Segundo os investigadores, o ginsenosídeo Rg1 é um excelente exemplo de um ingrediente purificado do ginseng que demonstrou ter um efeito direto no comportamento copulatório masculino. "Em modelos de ratos machos in-vivo e in-vitro, o Rg1 aumentou a montagem do rato, a frequência da intromissão e os impulsos pélvicos", relataram os autores. "A concentração de testosterona no soro, a libertação de óxido nitroso e a acumulação de GMP cíclico no corpo cavernoso do pénis aumentaram nestes modelos. O ginsenosídeo Rg1 parece desempenhar um papel fundamental na função sexual masculina, actuando na via NO/cGMP no corpo cavernoso. Este estudo abre caminho a novas investigações para o desenvolvimento de um novo medicamento para a disfunção erétil utilizando compostos destilados de ginseng". Os ginsenósidos são glicosídeos esteróides naturais, ou moléculas de açúcar. O Rg1 é um tipo particular de ginsenósido. A via NO/cGMP é a abreviatura médica para a via do óxido nítrico e do monofosfato de guanosina cíclico na biologia celular. O corpo cavernoso é um par de regiões esponjosas de tecido erétil no pénis do homem.

Um outro estudo realizado por médicos cientistas da Universidade de Ulsan e do Instituto Coreano de Investigação do Ginseng e do Tabaco revelou que os homens que tomaram ginseng, em comparação com um placebo, relataram uma melhoria da disfunção erétil, do desejo sexual e da satisfação sexual.

Estes indivíduos foram capazes de conseguir e manter uma melhor ereção com ginseng em comparação com o placebo. Este estudo foi utilizado como prova para recomendar o ginseng como uma alternativa à base de plantas a estratégias de tratamento mais invasivas - por exemplo, terapias cirúrgicas - no tratamento da disfunção erétil.

A metodologia de revisão sistemática utilizada neste capítulo consistiu em efetuar uma pesquisa no Google Scholar com os termos "ginseng" e "sexual vitality" de 1991 até ao presente.

Referências:

1. Nocerino, M. Alazzo, A., The aphrodesiac and adoptogenic properties of ginseng, Fitoterapia. 2000 Aug; 71 Suppl 1:S1-5.

2. Nair, R., Sellaturay, S., Sriprasad, S., A história do ginseng na gestão da disfunção erétil na China antiga (3500-2600 a.C.), Indian J Urol, v. 28 (1); Jan-março 2012; PMC3339779

3. Huang Ti Nei Jing, O cânone da medicina chinesa

4. ANNA GRAY, HENRY A. FELDMAN, JOHN B. MCKINLAY, CHRISTOPHER LONGCOPE; Age, Disease, and Changing Sex Hormone Levels in Middle-Aged Men: Results of the Massachusetts Male Aging Study. *J Clin Endocrinol Metab* 1991; 73 (5): 1016-1025. doi: 10.1210/jcem-73-5-1016

Capítulo 3

Uma revisão sistemática das terapias ayurvédicas para a vitalidade, a força

O equilíbrio humoral é enfatizado na Ayurveda, e os médicos tradicionais acreditam que a supressão dos impulsos naturais não é saudável e conduz à doença.

Assim, a medicina ayurvédica vê na natureza três substâncias elementares, os doshas - chamados Vata, Pitta e Kapha - e considera que o equilíbrio dos doshas resulta em saúde, enquanto o desequilíbrio resulta em doença.

A nossa análise da literatura médica atual disponível sobre os Rasayanas - afrodisíacos ayurvédicos - mostra que os anti-oxidantes e a imunomodulação são os medicamentos Rasayana mais investigados que restabelecem o equilíbrio das três substâncias elementares.

Historial médico

A medicina ayurvédica é um sistema médico indiano sistematizado, baseado em teorias antigas e em milhares de anos de prática clínica. Ayurveda significa a "ciência da vida" e tem as suas raízes no Veda, as antigas escrituras hindus.

Os antigos tinham razão com os seus tratamentos à base de plantas. Os suplementos de ervas Rasayana combatem os radicais livres. Os radicais livres são subprodutos metabólicos carregados que atacam as células, perturbam as membranas celulares e as mitocôndrias e danificam os ácidos nucleicos, as proteínas e as enzimas em todo o corpo.

Estes radicais livres desempenham um papel importante na promoção dos sinais externos e internos de envelhecimento. As elevadas taxas metabólicas e o aumento da tensão de oxigénio, causados pelo stress oxidativo, comprometem os antioxidantes celulares normais.

Os chamados superóxidos são frequentemente designados por "espécies reactivas primárias de oxigénio" (ERO), uma vez que a maior parte das outras ERO e espécies reactivas de azoto (ERN) derivam deles.

Para além do envelhecimento, sabe-se também que os radicais livres estão envolvidos em mais de 100 doenças, e a ação preventiva dos suplementos Rasayana foi investigada através do estudo da inibição do stress dos radicais livres e das propriedades antioxidantes.

Govindarajan, et al.

Plantas medicinais indianas

As plantas indianas utilizadas pela medicina ayurvédica, incluindo *Withania somnifera, Phyllanthus embelica,* etc., foram examinadas por cientistas ocidentais quanto à sua propriedade de eliminação de radicais livres em modelos de stress.

Os investigadores estudaram os medicamentos produzidos a partir dessas plantas e a forma como reagiam a enzimas como a dismutase, a glutationa peroxidase e a glutationa redutase.

Estes estudos mostram que os medicamentos Rasayana têm potencial para retardar o processo de envelhecimento e aumentar a juventude ou vitalidade de cada paciente, quer seja homem ou mulher.

Os medicamentos derivados destas plantas têm também um impacto no sistema imunitário. Segundo os investigadores, as raízes de *Asparagus racemosus*, *Chlorophytum borivilianum* e os rizomas de *Curculigo orchioides* são conhecidos pelos seus atributos afrodisíacos e imunoestimulantes.

Estas ervas têm sido tradicionalmente utilizadas como ervas para terapia sexual devido à sua suposta influência positiva no desempenho sexual dos seres humanos.

Um estudo recente examinou a eficácia de extractos liofilizados obtidos a partir das raízes de *A. racemosus*, *C. borivilianum* e rizomas de *C. orchioides* e o seu impacto no comportamento sexual.

Os investigadores administraram uma dose de 200 mg/kg de peso corporal destes extractos a indivíduos e determinaram que estes tinham um efeito metabólico pronunciado. Este facto foi evidenciado por ganhos de peso no corpo e nos órgãos sexuais.

Os médicos afirmaram que houve uma grande variação no comportamento sexual dos sujeitos, incluindo uma redução da latência de montagem, latência de ejaculação, latência pós-ejaculatória, latência de intromissão e um aumento da frequência de montagem. Além disso, a ereção do pénis (indicada pelo Índice de Ereção do Pénis) foi também consideravelmente melhorada, segundo os investigadores.

Aumento da popularidade

De acordo com outros investigadores, a medicina ayurvédica, especialmente as suas terapias para melhorar a vitalidade, são cada vez mais populares no Ocidente. A abordagem de prevenção da doença e de promoção da saúde desta escola de medicina encara a doença na perspetiva de todo o corpo, mente e espírito. A promoção da saúde e o tratamento das doenças são holísticos neste modelo médico.

Segundo os médicos, este tipo de medicamento também pode ser utilizado para tratar perturbações médicas gerais e não apenas perturbações sexuais. Mais de 100 doenças como a artrite reumatoide, choque hemorrágico, distúrbios CVS, fibrose cística, distúrbios metabólicos, doenças neurodegenerativas, ulcerogénese gastrointestinal e até mesmo a SIDA foram tratadas utilizando terapias à base de ervas Rayasana.

O mais interessante é que alguns estão mesmo a chamar a estas terapias o "ioga das ervas", porque, tal como o ioga, podem aumentar dramaticamente a saúde do corpo humano a partir de um estado de doença. Nesta perspetiva, as terapias à base de plantas da Ayurveda já não são antigas e estranhas, mas acessíveis, modernas e contemporâneas para todos os pacientes.

A metodologia de revisão sistemática utilizada neste capítulo foi simples: Pesquisa no Google Scholar de artigos que mencionassem "Ayurveda" e "Longievidade e Vitalidade" de 2009 até à atualidade.

Referências:

1. Puri, H. S. (2003). *Rasayana: ervas ayurvédicas para a longevidade e o rejuvenescimento*. CRC Press.

2. Balasubramani, S. P., Venkatasubramanian, P., Kukkupuni, S. K., & Patwardhan, B. (2011). Medicamentos Rasayana à base de plantas da Ayurveda. *Revista chinesa de medicina integrativa*, *17*(2), 88-94.

3. Kotta, S., Ansari, S. H., & Ali, J. (2013). Explorando afrodisíacos de ervas cientificamente comprovados. *Pharmacognosy reviews*, *7*(13), 1.

4. Mayank Thakur, *A Comparative Study on Aphrodisiac Activity of Some Ayurvedic Herbs in Male Albino Rats*, Archives of Sexual Behavior, 2009, Volume 38, Número 6, Página 1009

Capítulo 4
Uma revisão sistemática dos adaptogénios que aumentam a vitalidade e a saúde

Os adaptogénios são ervas cuja administração resulta na estabilização de processos fisiológicos e na promoção da homeostase, por exemplo, na diminuição da sensibilidade celular ao stress. Cientistas russos, com alguma ajuda de médicos chineses e coreanos, têm investigado intensamente esta área da farmacologia

Os adaptogénios podem ser tomados diariamente para melhorar a saúde e a vitalidade em geral. De acordo com a nossa revisão sistemática da literatura, um grande número de estudos científicos mostra que estes suplementos de ervas têm uma ampla influência em vários sistemas do corpo humano. Milhões de homens e mulheres, em todo o mundo, estão a usar adaptogénios como suplementos todos os dias.

Os investigadores indicam que a maioria destes adaptogénios tem uma história profunda e rica - sendo prescritos por médicos de várias culturas há milhares de anos. A medicina, por conseguinte, adquiriu uma grande compreensão da sua eficácia terapêutica. Além disso, estas ervas maravilhosas podem também aumentar o desempenho de produtos farmacêuticos criados em laboratório, incluindo antibióticos, ansiolíticos, antidepressivos e agentes hipoglicémicos. Além disso, estas ervas são conhecidas por reduzir os efeitos secundários de muitos medicamentos prescritos para uma variedade de condições debilitantes, incluindo, mas não se limitando à função do sistema imunitário, fadiga, stress, níveis elevados de colesterol e até mesmo o envelhecimento. Aqui está uma lista de condições específicas - que se apresentam como uma perda de vitalidade - que podem ser tratadas eficazmente com adaptogénios.

Fadiga adrenal

Como é do conhecimento geral, as glândulas supra-renais do corpo situam-se no topo dos rins. São elas que activam a resposta do organismo ao stress. A fadiga suprarrenal ocorre quando estas glândulas já não conseguem responder às exigências do stress crónico a longo prazo.

Os doentes que sofrem de fadiga suprarrenal não têm função suprarrenal suficiente para manter o equilíbrio normal, ou homeostasia. A produção da hormona reguladora adrenalina foi prejudicada por uma estimulação excessiva e crónica.

De acordo com David Winston e Steven Maimes, autores de *Adaptogens: Herbs for Strength, Stamina, and Stress Relief*, os homens e mulheres que sofrem de fadiga adrenal consomem frequentemente quantidades excessivas de café, colas e outros estimulantes de mercearia para começarem o dia e para se manterem energizados durante a tarde.

Uma vez que as glândulas supra-renais são tão importantes para a saúde geral e para a homeostase do corpo humano, quase todos os órgãos são afectados quando existe uma deficiência suprarrenal. Para além dos produtos com cafeína, as mulheres e os homens com esta perturbação também consomem demasiadas calorias, em geral. O objetivo é fornecer calorias para obter energia. Assim, a fadiga suprarrenal também pode promover a obesidade e condições relacionadas, como o excesso de peso moderado.

Quando estão sob stress, os homens e as mulheres produzem hormonas de stress em excesso. Os adaptogénios criados naturalmente produzem hormonas adicionais. Mas quando o stress cessa, as glândulas supra-renais desligam-se. Os adaptogénios naturais permitem que as células das glândulas supra-renais obtenham mais energia e evitem os danos causados pela oxidação.

De acordo com os investigadores, os suplementos seguintes apoiam a função suprarrenal:

* Ginseng americano
* Ashwagandha
* Ginseng asiático

* Cordyceps
* Dang Shen
* Eleuthero
* Manjericão
* Jiaogulan
* Alcaçuz
* Reishi
* Rhaponticum
* Rhodiola
* Schisandra

Para as pessoas com exaustão adrenal, vulgarmente conhecida como doença de Addison, o ginseng asiático e o alcaçuz podem ser utilizados como um tratamento eficaz.

O ginseng americano é útil como suplemento dietético terapêutico para as glândulas supra-renais. Este adaptogénio tem um impacto no eixo hipotálamo-pituitária-adrenal, também designado por eixo HPA ou eixo HTPA. Este complexo conjunto de influências e interações entre três glândulas endócrinas: o hipotálamo, a glândula pituitária e também as glândulas supra-renais.

Insónia

Muitas pessoas sofrem de problemas relacionados com o sono e de insónias, e o stress é uma das principais causas dessas perturbações. O stress interfere muitas vezes com os ritmos regulares relacionados com o sono, o chamado ciclo circadiano pelos médicos e investigadores. A hormona cortisol segue geralmente o relógio interno do corpo, aumentando de manhã e diminuindo à noite. A hormona também equilibra os padrões de sono e alimentação do corpo. Quando o ciclo é perturbado, os ritmos de vida regulares são interrompidos.

De acordo com a literatura médica, os seguintes adaptogénios podem ajudar o corpo a dormir para aqueles que sofrem de insónia crónica:

* Ginseng americano
* Aswagandha
* Eleuthero
* Jiaogulan
* Rhaponticum
* Schisandra.

De acordo com a literatura médica, para as pessoas afectadas pelo "jet lag" e outros distúrbios do sono de curta duração, estes adaptogénios à base de plantas são excelentes suplementos à dieta:

* Ginseng americano
* Ginseng asiático
* Eleuthero
* Jiaogulan
* Rhaponticum
* Rhodiola

Os curandeiros naturais dos índios americanos afirmam que costumam colocar ginseng americano seco em quase todas as fórmulas à base de plantas. A razão: O ginseng faz com que tudo funcione mais eficazmente. Os investigadores médicos concordam com esta afirmação. A erva ajuda a regular o sistema nervoso, o sistema imunitário e o sistema endócrino. Estudos sobre fitoquímicos - substâncias químicas das plantas - demonstram que a parte mais ativa da planta é o corpo, e não as raízes. E uma última observação sobre o ginseng como adaptogénio: Estudos demonstraram que o ginseng americano reduz em 48% o risco de apanhar uma constipação ou de desenvolver dificuldades respiratórias agudas. Assim, o adaptogénio não só ajuda nas doenças crónicas, como também ajuda em doenças emergentes como a constipação ou a gripe.

Artrite

A inflamação das articulações, ou artrite, provoca inchaço e dor, e diminui a amplitude de movimentos em muitos homens e mulheres. Este tipo de inflamação é causado por uma doença das articulações ou por uma lesão dos tecidos. A osteoartrite e a artrite reumatoide são os dois tipos mais comuns de artrite, mas a fibromialgia é por vezes considerada pelos médicos como uma doença "semelhante à artrite". A fibromialgia, no entanto, não causa danos nas articulações.

De acordo com a Arthritis Foundation, cerca de 33% dos adultos sofrem de artrite. Esta doença é, além disso, a principal causa de incapacidade para as pessoas com mais de 15 anos de idade.

Existem vários adaptogénios para a artrite, de acordo com uma revisão da investigação médica. Para uma ação anti-inflamatória, são recomendadas as seguintes ervas * Amla

* Ashwagandha
* Ginseng asiático
* Cordyceps
* Eleuthero
* Manjericão
* Jiaogulan
* Alcaçuz
* Reishi
* Rhodiola
* Schisandra
* Shilajit

Há também uma série de adaptogénios que são sugeridos como suplementos para doentes com artrite reumatoide:

* Amla
* Aswagandha
* Cordyceps
* Manjericão

* Alcaçuz

* Reishi

De acordo com investigadores médicos, existe também um adaptogénio que é útil no tratamento da fibromialgia. Embora os médicos receitem frequentemente anti-depressivos para tratar a doença, a medicina tradicional recomendou Ashwagandha para tratar a fibromialgia.

O método de revisão sistemática utilizado na investigação deste capítulo consistiu em examinar artigos académicos no Google Scholar que incluíam referências a "Licorice" e "Reishi" e "Holy Basil", et.al., de 2000 a 2017. Os artigos localizados foram examinados e apenas foram selecionados os que abrangiam o tema em questão.

Referências:

1. Winston, D. e Maimes, S., Adaptogens for Strength, Stamina, and Stress Relief (Healing Arts Press; 1ª Edição, 22 de março de 2007)
2. Vuksan, et al, American Ginseng Reduces Postprandial Glycemia in Nondiabetic Subject and Subjects with Type 2 Diabetes (2000)
3. McElhaney, et al, Efficacy of COLD-FX in the Prevention of Respiratory Symptoms in Community-Dweling Adults (Eficácia do COLD-FX na prevenção de sintomas respiratórios em adultos que vivem na comunidade): A Randomized, Double-Blinded, Pacebo-Controlled Trial (2006)

Capítulo 5
Uma revisão sistemática
dos afrodisíacos naturopáticos destinados principalmente às mulheres

O termo "naturopatia" foi criado a partir da palavra latina "natura" e da palavra grega "pathos". Os naturopatas vêem o antigo "Pai da Medicina" grego, Hipócrates, como o primeiro defensor da medicina naturopática na história.

Historicamente, muitas ervas têm sido utilizadas para tratar a disfunção sexual em mulheres e homens. Atualmente, o problema é ainda mais frequente do que no tempo de Hipócrates.

Atualmente, mais de uma em cada três mulheres tem um desejo sexual morbidamente baixo, de acordo com um estudo realizado com 31.000 mulheres americanas e publicado na edição de novembro de 2008 da revista *Obstetrics & Gynecology*.

Quando as mulheres de hoje procuram os médicos com queixas de baixa libido, o médico geralmente verifica se existem outros problemas médicos, como baixa da tiroide ou stress crónico, antes de sugerir que a paciente experimente um suplemento de ervas.

De acordo com uma investigação publicada na revista *Reader's Digest Best Health*, há uma variedade de afrodisíacos fáceis de comprar que foram aprovados pelos investigadores, incluindo flores de cravinho, chá preto, tarte de abóbora e lavanda para as mulheres. Os homens podem beneficiar das flores de cravinho prescritas na tradição naturopática para as perturbações sexuais. Aqui está uma lista de afrodisíacos populares no mundo ocidental:

* Uma concentração especial de chá preto produzido a partir da planta do chá camellia sinensis demonstrou ter atividade afrodisíaca, segundo um estudo realizado no Sri Lanka em 2008.

* Um estudo de 2007 da Segunda Universidade de Nápoles, em Itália, concluiu que as mulheres com síndrome metabólica - uma condição em que a hipertensão, a resistência à insulina, a obesidade abdominal e os níveis anormais de colesterol estão presentes - tinham uma melhor função sexual após dois anos a seguir uma dieta mediterrânica, principalmente fruta, legumes, nozes, cereais integrais e azeite.

* Um estudo da Smell & Taste Treatment and Research Foundation, localizada em Chicago, determinou que os homens tinham um aumento do fluxo sanguíneo para o pénis quando expostos aos aromas combinados de tarte de abóbora e lavanda. A tarte de abóbora contém frequentemente noz-moscada e, num estudo de 2005, verificou-se que o extrato de noz-moscada aumentava o desejo e o desempenho.
* Um estudo de 2004 realizado em Itália concluiu que três espécies de mexilhões mediterrânicos contêm um aminoácido que gera a produção de hormonas, incluindo a testosterona. * De acordo com um estudo de 2008 da Universidade Banaras Hindu da Índia, o extrato líquido de flores de cravinho (utilizado na medicina indígena para tratar perturbações sexuais masculinas) aumentou os níveis séricos de testosterona em ratos. Como sugerido anteriormente neste capítulo, as disfunções sexuais, incluindo desejo, excitação, orgasmo e dor sexual, estão a aumentar em todo o mundo devido a factores etiológicos e ao envelhecimento. A medicina moderna apresenta muitos tratamentos, mas estes têm efeitos secundários graves e custos elevados. No entanto, abordagens alternativas, como plantas, fungos e insectos, ou as suas partículas extraídas, demonstraram melhorar a sexualidade e reduzir as doenças com muitos sucessos.
Relatórios de investigação divulgados na terceira Consulta Internacional de Medicina Sexual, em Paris, em julho de 2009, descrevem estas perturbações da função sexual como uma dificuldade "que ocorre durante qualquer fase do ciclo de resposta sexual que torna o indivíduo ou o casal infeliz na atividade sexual", segundo um relatório do evento. "O ciclo de resposta sexual é composto por quatro fases: Excitação, platô, orgasmo e resolução. A partir deste ciclo, a disfunção sexual pode ser classificada em quatro padrões: (a) Distúrbios do desejo, ou a falta de desejo sexual ou mau humor no sexo ou falta de libido; (b) Distúrbios da excitação, ou a não estimulação durante a atividade sexual devido à secura vaginal ou impotência; (c) Distúrbios do orgasmo, ou o atraso ou ausência da sensação de prazer ou clímax; (d) Distúrbios da dor, ou sentir-se magoado durante a relação sexual, dispareunia, vaginismo."
Entre as abordagens terapêuticas comuns para os médicos ocidentais está o uso de citrato de sildenafil (Viagra), que modificou com sucesso a hemodinâmica no pénis,

mas com eficácia limitada e efeitos secundários desagradáveis para muitos, como a ereção que dura mais de quatro horas, para a qual é necessária uma hospitalização de emergência. Um medicamento de prescrição conhecido como flibanserin, Addyi, foi recentemente aprovado pela Food and Drug Administration (FDA), nos EUA, como um tratamento para baixo desejo sexual em mulheres na pré-menopausa. O medicamento foi originalmente desenvolvido como um antidepressivo para pacientes do sexo feminino.

Se já experimentou alguma destas terapias alopáticas no passado e sofreu de efeitos adversos, como os citados acima, considere estes remédios naturopáticos da tradição europeia discutidos ao longo deste capítulo. As plantas medicinais, como as aqui referidas, suscitaram um grande interesse por parte dos médicos de todo o mundo devido aos seus efeitos positivos e bioactivos.

"Muitas plantas têm sido relatadas como possuidoras de potencial afrodisíaco, sendo empregues como remédios para disfunção sexual e também analisadas por investigadores de muitos países como África, Canadá, Índia, Nigéria, Tailândia, Turquia e EUA. As plantas afrodisíacas podem ser classificadas em três grupos, dependendo das substâncias fitoquímicas: (a) Substâncias que aumentam a libido, ou seja, o desejo sexual, a excitação; (b) substâncias que aumentam a potência sexual, ou seja, a eficácia da ereção; e (c) substâncias que aumentam o prazer sexual.

O método de revisão sistemática para este capítulo foi uma pesquisa no Google Scholar com os termos "naturopatia" e "disfunção sexual". Os artigos foram então examinados quanto à sua relevância.

Referências:

1. Jiraungkoorskul, K., & Jiraungkoorskul, W. (2016). Revisão da Naturopatia do Cogumelo Medicinal, *Ophiocordyceps Sinensis*, na Disfunção Sexual. *Pharmacognosy Reviews*, *10* (19), 1-5. http://doi.org/10.4103/0973-7847.176566

Capítulo 6

Uma análise sistemática da Rhodiola Rosea da Europa de Leste, um estimulante natural à base de plantas para homens e mulheres

Investigadores da Europa de Leste têm estado a explorar a potência da *Rhodiola Rosea,* uma planta bem conhecida e utilizada nos sistemas de medicina tradicional, num contexto moderno. Os resultados obtidos até à data, com base na nossa revisão sistemática da literatura, são surpreendentes. A erva não só reduz a fadiga, como também aumenta a vitalidade. Também estimula todo o sistema nervoso, combate a depressão e complementa o desempenho no trabalho, em geral. Além disso, diz-se que combate o cancro.

Atualmente, os cientistas russos classificam este suplemento herbáceo como um adaptogénio, em termos gerais, uma vez que também aumenta a resistência a uma série de factores de stress mais comuns da vida, incluindo o stress biológico, químico e físico.

Isto significa que a investigação mostra que é eficaz no combate às dificuldades de sono, falta de apetite, irritabilidade, hipertensão, dores de cabeça e tensão mental, dizem os cientistas. A erva funciona aumentando as monoaminas e os péptidos opióides, incluindo as beta-endorfinas.

Esta erva está amplamente disponível nas regiões árcticas da Ásia e da Europa, segundo os investigadores. Tem sido uma planta popular na medicina tradicional, uma vez que os extractos desta erva podem estimular alterações numa variedade de áreas fisiológicas, incluindo o desempenho dos neurotransmissores, a atividade do sistema nervoso central e até mesmo o débito cardiovascular.

A génese do termo "adaptogénio" remonta a 1947 e à investigação do cientista Lazarez. Como ele e outros médicos e cientistas observam, submeter os seres humanos e mesmo os animais ao stress produz alterações no sistema hormonal, incluindo o aumento do cortisol e a diminuição da atividade dos neurotransmissores. Para combater este stress, é necessária uma adaptação.

A composição química deste adaptogénio específico consiste em 28 compostos separados identificados pela ciência. Os compostos incluem flavonóides, taninos, ácidos orgânicos e glicosídeos, como o p-tirosol e o glicosídeo fenólico rodiolosídeo.

Os cientistas acreditam que estes compostos influenciam as acções e os níveis das monoaminas no corpo e dos péptidos opióides, como as beta-endorfinas.
Os compostos, em experiências, tiveram impacto no córtex cerebral, no tronco cerebral e no hipotálamo do sujeito. Os compostos inibem as enzimas que degradam as monoaminas nesses tecidos do sistema nervoso.
Graças às propriedades activas destes compostos surpreendentes, esta erva oferece aos pacientes uma resistência generalizada aos factores de stress químicos, físicos e mesmo biológicos.
Esta erva foi estudada na antiga União Soviética durante 35 anos, mas algumas dessas investigações só agora estão a chegar ao conhecimento do Ocidente.
A recomendação de cientistas e médicos, durante essa época, por exemplo, era que os períodos de suplementação com a erva fossem seguidos por curtos períodos de abstenção. O mais interessante é que, quando esse tipo de esquema de dosagem sistemática é seguido, não há relatos de efeitos colaterais da erva. Os esquemas de dosagem podem durar de um dia a quatro meses, de acordo com a literatura médica.
Alguma literatura médica classifica *a Rhodiola Rosea* como um estimulante do sistema nervoso central (SNC), uma vez que também tem sido utilizada para tratar a astenia, ou perda de força neurológica. Por isso, quando ler mais sobre o medicamento, tenha em atenção essa caraterização.
O método de revisão sistemática para este capítulo foi uma revisão de todos os artigos encontrados no Google Scholar que incluíam o termo "adaptogen" e "Rhodiola Rosea".

Referências:

1. Kelly, G.S., Rhodiola Rosea: A Possible Plant Adaptogen, Alternative Medicine Review, Vol. 6, No. 3, 2001.
2. Spasov, A.A., et al, A Double Blind, Placebo-Controlled Pilot Study of the Stimulating and Adaptogenic Effect of Rhodiola Rosea SHR-5 Extract on the Fatigue of Students Caused by Stress During an Examination Period With A Repeated Low-Dose Regimen, Phytomedicine. 2000 Apr;7(2):85-9.

Capítulo 7
Detalhes sobre 10 ervas comuns citadas nesta análise que aumentam a vitalidade

Não tem necessariamente de marcar uma consulta com um profissional de medicina tradicional chinesa, naturopatia ou medicina ayurvédica para comprar muitos dos suplementos de ervas discutidos ao longo deste livro. Muitos estão disponíveis como suplementos autónomos, disponíveis em revendedores de suplementos especializados, online, ou como ingredientes em suplementos poli-herbais, também à venda na Internet.

Aqui estão alguns detalhes sobre as ervas aprodisíacas mais comuns que mencionámos acima:

1. Ashwagandha

O nome Ashwagandha vem da língua sânscrita.

O nome é uma combinação das palavras ashva, que significa cavalo, e gandha, ou cheiro. A raiz da planta tem um aroma muito forte que é frequentemente descrito como "semelhante ao de um cavalo". Na medicina ayurvédica é descrita como "ginseng indiano". O Ashwagandha é também utilizado na medicina tradicional para uma variedade de doenças.

Ashwagandha é uma planta e a sua raiz e baga são utilizadas para fazer medicamentos. A planta contém substâncias químicas que ajudam a acalmar o cérebro, a diminuir o inchaço ou a inflamação, a baixar a tensão arterial e até a alterar o sistema imunitário.

2. Cordyceps

O Cordyceps é um suplemento tradicional da medicina chinesa e provém de uma fonte surpreendente: um fungo que cresce nas lagartas da floresta. É prescrito para aumentar a energia e melhorar o bem-estar. Os estudos laboratoriais sobre o Cordyceps têm sido bastante prometedores. O Cordyceps ativa as células imunitárias e pode mesmo ajudar o sistema imunitário a combater alguns vírus e cancros. Num estudo de grande escala, o Cordyceps reduziu os níveis de creatinina em pessoas com doença renal crónica e, noutros, teve o efeito de proteger o organismo das toxinas. Este medicamento aumenta assim a vitalidade e a energia em geral.

3. Dang Shen

Este suplemento é conhecido como o ginseng japonês. Tonifica o pulmão e o baço e apoia a produção de energia natural e de espírito natural. O suplemento também melhora o apetite (reforçando as deficiências de energia do baço e do estômago). Esta é a mesma planta que o ren shen, mas é cultivada no Japão.

4. Eleuthero

Este suplemento é o ginseng siberiano. Mas é diferente do ginseng chinês ou japonês. O ginseng siberiano é uma planta, e os médicos e farmacêuticos utilizam a raiz da planta para fazer medicina tradicional. O ginseng siberiano é frequentemente considerado um "adaptogénio". Isto significa que esta substância natural pode fortalecer o corpo e aumentar a resistência geral ao stress diário. O ginseng siberiano contém muitos fitoquímicos, ou substâncias químicas vegetais, que afectam o cérebro, o sistema imunitário e a produção de determinadas hormonas. Muitos investigadores pensam que contém químicos que destroem algumas bactérias e vírus.

5. Manjericão

O manjericão sagrado é uma planta originária da Índia e é utilizada na medicina ayurvédica. Os investigadores ocidentais consideram-na um "adaptogénio", prescrito para combater as muitas tensões da vida. A planta é considerada sagrada pelos hindus e é frequentemente cultivada à volta dos santuários hindus. Em hindi, a palavra "Tulsi" é utilizada para descrever a erva, que significa "a incomparável". O medicamento suplementar é feito a partir das folhas, caules e sementes da planta.

5. Jiaogulan

O jiaogulan é uma planta que cresce em estado selvagem, principalmente na China. A folha é utilizada para fazer medicamentos. O Jiaogulan é por vezes referido como "Ginseng do Sul" e diz-se que é útil para o tratamento do stress, bem como do colesterol elevado, da tensão arterial elevada e para melhorar o funcionamento geral da saúde. Os benefícios secundários do suplemento incluem a melhoria da memória e a redução da queda de cabelo.

6. Alcaçuz

Um novo composto feito a partir da raiz de alcaçuz pode ajudar a retardar os efeitos do envelhecimento no cérebro e a manter as capacidades mentais afiadas. Os cientistas descobriram que a droga natural, conhecida como carbenoxolona, inibe uma enzima no cérebro que está envolvida na produção de hormonas relacionadas com o stress. O estudo, publicado na revista *Proceedings of the National Academy of Sciences*, mostrou que doses diárias do composto melhoraram a fluência verbal em homens idosos saudáveis e melhoraram a memória verbal em adultos mais velhos. Os investigadores afirmam que o composto da raiz de alcaçuz pode oferecer uma nova forma de ajudar a prevenir o declínio normal da memória e de outras capacidades cognitivas que as pessoas experimentam.

7. Reishi

O cogumelo Reishi contém substâncias químicas que parecem ter uma variedade de efeitos potencialmente benéficos, incluindo atividade contra tumores e efeitos de reforço do sistema imunitário. O cogumelo Reishi é um fungo que algumas pessoas descrevem como tendo um sabor "amadeirado" e amargo. O corpo de frutificação e o micélio (filamentos que ligam os caules dos cogumelos) são utilizados como medicamento no Japão.

8. Rhaponticum

O Rhaponticum provém da raiz da planta do Maral. A raiz é utilizada para fazer medicamentos.

As pessoas tomam a raiz de Maral por via oral para melhorar o desempenho atlético, eliminar a depressão, melhorar a resistência e aumentar a fertilidade e a função sexual nos homens. A raiz de Maral contém esteróides naturais, componentes que aumentam a massa muscular, melhoram o desempenho atlético ou aumentam a resistência.

9. Rhodiola

A Rhodiola é uma planta utilizada para tratar muitas doenças. Diz-se que os suplementos de medicamentos feitos a partir da planta aumentam a energia, a resistência, a força e a capacidade mental. O chamado "adaptogénio" ajuda o corpo a adaptar-se e a resistir ao stress físico, químico e ambiental. A planta é também utilizada para melhorar o desempenho atlético, encurtar o tempo de recuperação após treinos longos e melhorar a função sexual. Por vezes chamada de "raiz árctica", a droga é nativa das regiões árcticas da Europa, Ásia e Alasca. E tem um extenso historial de utilização como planta medicinal na Islândia, Suécia, França, Rússia e

Grécia. Nos livros de texto de medicina, é descrita pelo médico grego Dioscorides já no século I d.C.

10. Schisandra

Os químicos da schisandra melhoram a função hepática activando enzimas, proteínas que geram reacções bioquímicas, no fígado e promovendo o crescimento das células hepáticas. A planta é utilizada como um "adaptogénio" para aumentar a resistência às doenças e ao stress, suplementar a energia e aumentar o desempenho físico e a resistência.

Os investigadores médicos notam que, nos últimos anos, os fitoquímicos, ervas tradicionais, tiveram um avanço na aceitação no Ocidente, ou seja, na Europa, nas Américas e na

Austrália. Muitos vêem-nos como um tratamento instantâneo para dificuldades como a disfunção erétil. Os fitoquímicos modernos, disponíveis como suplementos embalados, são derivados de antigos remédios à base de ervas, têm propensões vasoativas e podem ser tomados oralmente, pelos pacientes, como suplementos, ou injetados por médicos licenciados para fazer terapia invasiva.

Capítulo 8
A biologia da vitalidade, excitação sexual e disfunção

De acordo com uma revisão sistemática da literatura médica, há um grande número de factores psicológicos e biológicos que podem fomentar a disfunção sexual. Estes factores incluem a ansiedade de desempenho - medo de falhar ou preocupações com a incompetência - e a redução do fluxo sanguíneo para o pénis, no caso dos homens, e para o clítoris e a vagina, no caso das mulheres. Mas a disfunção sexual não é algo que tenhamos inovado, ou criado, no século XXI. Tem sido uma constante ao longo da história da humanidade. Como referimos anteriormente neste livro, o antigo imperador chinês, médico e fundador da Medicina Tradicional Chinesa, Shen Nung, relatou muitas afecções sexuais, que prevaleceram durante os séculos anteriores à era moderna.

A sexualidade humana envolve muitos sistemas corporais, não apenas os órgãos sexuais. A simetria artística do rosto de um potencial parceiro, a sua saúde geral e até a forma como se move, contribuem para o aspeto visual da atração sexual. O som da voz de outra pessoa e os sons que ela emite quando se move, chamados de sentido de audição, também são importantes.

O cheiro do corpo do outro também é vital. Um cheiro impróprio pode ser repelente. Os cheiros naturais e artificiais são importantes a este respeito, uma vez que o perfume ou a água-de-colónia podem motivar um membro do sexo oposto a inalar, profundamente, o ar que rodeia o objeto do seu desejo. As feromonas naturais, hormonas excretadas através da pele, também são inaladas neste processo e podem ser um fator de excitação ou de desinteresse. A sexualidade é uma pulsão humana básica, cujo objetivo principal é a reprodução, mas que inclui o desejo de relações sexuais e o contacto sexual prazeroso sob todas as formas.

Os laços físicos e emocionais entre parceiros são também elementos da sexualidade. Além disso, existem componentes sociológicas e até políticas, culturais e jurídicas da sexualidade. Por último, há dimensões morais, espirituais, religiosas e éticas da sexualidade.

Outros elementos da atração sexual normal são os seguintes:

* As alterações hormonais no corpo feminino - durante a ovulação e a menstruação - afectam a forma como uma mulher se comporta e a forma como um homem age em relação a uma mulher.

* A investigação médica mostra que os homens estão mais atentos às mulheres durante esta fase hormonal, e também se tornam mais ciumentos e possessivos durante este período. Estas adaptações comportamentais são uma forma de "proteção do companheiro", concebida pela natureza para ajudar a preservar a relação.

* Os factores culturais ou subculturais influenciam as práticas individuais e de grupo, que são também moldadas por factores genéticos e psicológicos pessoais.

* As crianças adquirem uma forte expetativa de que irão casar com um membro do sexo oposto ao verem relações amorosas nas suas próprias comunidades de homens e mulheres.

* Os homens e as mulheres sentem-se atraídos por pessoas que se assemelham a eles e aos seus pais do sexo oposto. De acordo com os investigadores, é mais provável que encontremos pessoas atraentes cuja cor dos olhos ou do cabelo coincida com a nossa. Porquê? Porque processamos mais facilmente os estímulos de imagens da nossa família do que outros estímulos externos. Mais exposição significa mais atração, em termos simples.

* As mulheres sentem-se atraídas por homens com bons genes, rostos bonitos, boas qualidades físicas, cheiros atraentes, mas se os homens não conseguirem sustentar os seus filhos, ou projectarem uma futura incapacidade de os sustentar, as mulheres procurarão homens que possam cumprir os deveres para com os filhos como esperado, dizem os cientistas.

Problemas sexuais comuns ligados à vitalidade

Existem muitas razões comuns para a disfunção sexual. Aqui está um resumo dos principais problemas para homens e mulheres:

* O stress e a ansiedade são as principais causas de disfunção sexual e podem ter um impacto negativo nos sistemas biológicos do corpo. O stress em casa, no trabalho ou nas relações privadas pode afetar qualquer pessoa. Aprender a lidar com o stress de uma forma saudável melhora realmente o desempenho sexual.

* Os problemas com o seu parceiro sexual estão entre os principais destruidores do desejo sexual. Sentir-se próximo é uma parte importante do desejo para as mulheres. Tanto para os homens como para as mulheres, as consequências de brigas, má comunicação, sentimento de rejeição ou outros temas de confiança podem ser significativos.

* Uma bebida pode fazer-nos desejar o sexo. Mas demasiado álcool - vinho, cerveja, vodka - pode, na verdade, entorpecer o seu desejo sexual. Estar bêbado também pode ser um grande desestímulo para o seu parceiro sexual. Um artigo recente no *Journal of Studies on Alcohol and Drugs*, intitulado "*Drinking in College: Consumption Patterns, Problems, and Legal Drinking Age* (1990), indica que os estudantes relatam problemas sexuais relacionados com a bebida na universidade. Os estudantes que vivem no campus bebem mais frequentemente do que os que vivem fora do campus. Os principais estabelecimentos de ensino superior lançaram acções de prevenção do consumo de álcool, bem como programas de educação sexual, para ajudar os estudantes a lidar eficazmente com o problema.

* A falta de sono perturba o desejo sexual. As ervas podem ajudar significativamente neste caso, repondo um relógio biológico desregulado, danificado pela fadiga, pelo stress ou por outros factores ambientais.

* Ter um bebé, ou muitos filhos, pode interferir com as rotinas de intimidade previamente estabelecidas. Se isso acontecer, pensem em reservar um tempo para vocês e deixar as crianças com os avós durante o fim de semana.

* Os medicamentos prescritos para uma variedade de doenças podem ser um entrave ao seu desejo sexual. Estes incluem antidepressivos, pílulas para controlo da tensão

arterial, pílulas contraceptivas e medicamentos anti-VIH. Pergunte ao seu médico se existe um substituto adequado, ou uma dose mais baixa, que reduza os efeitos secundários dos medicamentos prescritos.

* Uma má imagem corporal pode interferir com o desejo sexual. Se tem excesso de peso, é demasiado magro ou está fraco, considere mudanças no seu estilo de vida para melhorar a sua condição física, o que irá aumentar a sua atratividade sexual para os outros, bem como a sua própria imagem corporal.

* A disfunção erétil tem componentes psicológicos e biológicos. Consulte o seu médico, mas as ervas discutidas ao longo deste livro, a partir de uma variedade de perspectivas culturais, podem definitivamente ajudar.

* Níveis baixos de testosterona podem afetar o peso, o físico e o desejo sexual de uma pessoa. Muitas das ervas discutidas acima podem ajudar a aumentar a criação natural de hormonas.

* Um caso de depressão pode diminuir o seu interesse e a sua capacidade de praticar sexo. Informe-se junto do seu médico e considere também a possibilidade de tomar como suplemento algumas das ervas asiáticas que aumentam a energia, acima referidas. Para muitas mulheres, o desejo sexual diminui significativamente na altura da menopausa. Isto deve-se a sintomas como a secura vaginal e a dor durante o ato sexual.A falta de intimidade pode matar as relações e o desejo sexual. Passem mais tempo juntos, abraçados ou de mãos dadas, para aumentar a intimidade, antes de se envolverem em relações sexuais.O caminho para uma vida sexual satisfatória começa, aliás, com a compreensão do parceiro, segundo os médicos psicólogos e outros especialistas. Torne-se, por assim dizer, um estudante do seu cônjuge. Aumentem a eficácia da vossa comunicação. Uma comunicação deficiente é um obstáculo à intimidade. Aceite de bom grado aquilo que não consegue compreender sobre o seu cônjuge. Os homens vêem normalmente o sexo como uma libertação física, mas as mulheres vêem-no como um resultado da sua intimidade emocional. Os sexos são criados de forma diferente, biológica e fisicamente. Compreender isso pode ajudar a aliviar muita frustração desnecessária e fazer com que você e o seu parceiro voltem ao caminho certo na cama.

Referências:

1. McCabe, Marita P. "The role of performance anxiety in the development and maintenance of sexual dysfunction in men and women." *International Journal of Stress Management* 12, no. 4 (2005): 379.

2. Kaplan, H. S. (1977). Hypoactive sexual desire. *Journal of Sex & Marital Therapy*, *3*(1), 3-9.

3. Bruce, T. J., & Barlow, D. H. (1990). A natureza e o papel da ansiedade de desempenho na disfunção sexual. Em *Handbook of social and evaluation anxiety* (*Manual de ansiedade social e de avaliação*) (pp. 357-384).
Springer US.

4. Kaplan, H. S. (1988). Ansiedade e disfunção sexual. *The Journal of clinical psychiatry*.

Conclusão: Os efeitos secundários comuns do Viagra e outros medicamentos líderes de prescrição para a vitalidade masculina

Medicamentos como o Viagra, frequentemente prescritos para a falta de vitalidade e para a disfunção sexual, revelaram-se muito eficazes. De acordo com estudos epidemiológicos, um em cada cinco homens sofre de disfunção erétil. Embora estes problemas de ereção tenham sido atribuídos, no passado, principalmente a causas psicogénicas, sabe-se hoje que têm uma origem essencialmente biológica, pelo menos na faixa etária dos 50 anos ou mais. É certo que o medicamento, e produtos similares, têm sido eficazes para muitos pacientes. Mas pode não ser para todos, e outros suplementos naturais podem servir outros pacientes de forma mais eficaz.

Há uma variedade de efeitos secundários e contra-indicações para os três medicamentos mais populares para a disfunção erétil comercializados atualmente. Por exemplo, a investigação mostra que os doentes com doenças cardiovasculares graves não devem receber tratamento para a DE (2000).

Em alguns casos, a abstenção da atividade sexual pode salvar a vida destes indivíduos. Os doentes que sofreram recentemente um ataque cardíaco ou um acidente vascular cerebral não devem receber tratamento para a DE. Para aqueles que também estão a tomar nitratos ou doadores de NO, é melhor evitar o tratamento com os medicamentos prescritos para a DE.

Além disso, uma vez que tanto o sildenafil como o vardenafil têm efeitos vasodilatadores e hipotensores notórios, não devem ser administrados na presença de hipotensão arterial ou ortostática, ou seja, pressão arterial baixa. São necessários mais estudos para determinar se o Tadalafil também afecta o sistema circulatório da mesma forma. Os doentes com retinite pigmentosa - problemas oculares graves - não devem ser tratados com um inibidor da PDE-5, como os medicamentos comuns para a DE. Os doentes que estejam a receber tratamento com nitratos ou dadores de NO, e os que tenham sofrido eventos cardíacos significativos nos seis meses anteriores, não devem tomar estes medicamentos. Também não o devem fazer os que tiveram perturbações do sistema nervoso central (SNC) durante os últimos seis meses. No entanto, uma vez que muitos adaptogénios naturais são tónicos eficazes para o SNC, estas ervas que aumentam a vitalidade podem ser um substituto adequado para aqueles que desejam aumentar a sua vitalidade, vigor e vida sexual.

Referências:

1. Gresser, U., & Gleiter, C. H. (2002). Erectile dysfunction: comparison of efficacy and side effects of the PDE-5 inhibitors sildenafil, vardenafil and tadalafil-review of the literature. *Revista Europeia de Investigação Médica*, *7*(10), 435-446.

Epílogo

Existem muitos mitos e desinformação sobre os remédios à base de plantas para a saúde, a vitalidade e a sexualidade. Espero que este livro tenha ajudado a resolver alguns desses problemas. Enquanto estava a terminar o manuscrito, a minha mulher e eu encontrámo-nos com um velho amigo e a sua mulher. Falámos sobre o livro e ela disse que se lembrava de que, quando esteve recentemente de férias em Aruba, os habitantes locais afirmavam que comer o lagarto local, a Iguana, era um afrodisíaco para os homens. Procurei no Google Scholar e encontrei algumas referências à prática, que de facto existe, mas não a estudos reais sobre a eficácia da terapia. Talvez nos próximos anos surjam estudos desse género. Há certamente muitas áreas da medicina natural que ainda não foram exploradas pelos investigadores ocidentais e que ainda não foram avaliadas pela metodologia científica. Um dia, poderão ser acrescentados à nossa lista de tratamentos para aumentar a vitalidade.

Agradecimentos

Um agradecimento especial a Nancy Bruening pela excelente conceção da informação e pela edição do manuscrito deste livro. Ela é uma das melhores no sector editorial.

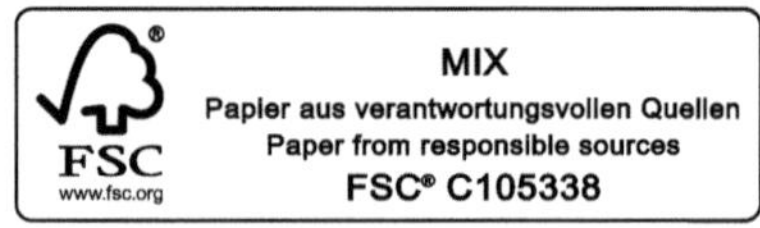

Printed by Books on Demand GmbH, Norderstedt / Germany